CONTRIBUTION A L'ÉTUDE

DES

ABCÈS FROIDS TUBERCULEUX

DU TISSU CELLULAIRE

PAR

Paul BÉZY,

Docteur en médecine de la Faculté de Paris,
Ancien externe des hôpitaux de Paris.
Ancien interne des hôpitaux de Toulouse,

PARIS
A. PARENT IMPRIMEUR DE LA FACULTE DE MEDECINE
29-31, RUE MONSIEUR-LE-PRINCE, 29-31

1880

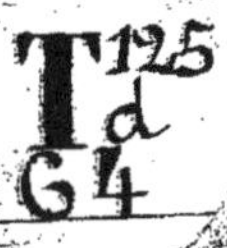

CONTRIBUTION A L'ÉTUDE

DES

ABCÈS FROIDS TUBERCULEUX

DU TISSU CELLULAIRE

PAR

Paul BÉZY,

Docteur en médecine de la Faculté de Paris,
Ancien externe des hôpitaux de Paris.
Ancien interne des hôpitaux de Toulouse,

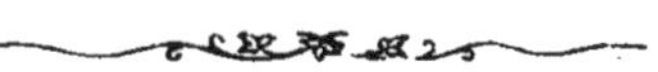

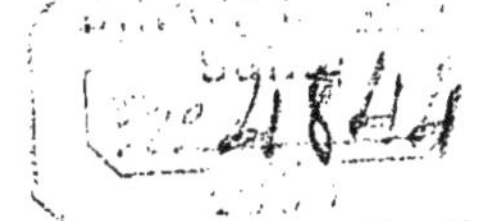

PARIS
A. PARENT IMPRIMEUR DE LA FACULTE DE MEDECINE
29-31, RUE MONSIEUR-LE-PRINCE, 29-31

1880

CONTRIBUTION A L'ETUDE

DES ABCÈS FROIDS TUBERCULEUX

DU TISSU CELLULAIRE

Ce que je reproduis ici est le résultat des travaux auxquels a bien voulu m'associer mon maître M. le Dr Lannelongue, chirurgien de l'hôpital Sainte-Eugénie. Guidé par ses savants conseils, j'ai essayé d'exposer ces faits aussi clairement qu'il me les avait fait comprendre, et je suis profondément flatté qu'il ait bien voulu me choisir pour interprète, quelque peu digne que j'en sois.

Je suis heureux, en terminant mes études, de saisir cette occasion de témoigner à mon excellent maître ma vive reconnaissance non seulement pour la bienveillance avec laquelle il m'a soutenu dans l'accomplissement de ce travail, mais encore pour tous les bons conseils qu'il n'a cessé de me donner depuis le jour où j'ai eu le bonheur de devenir son élève.

Paris, juin 1880.

P. Bézy.

INTRODUCTION.

Lorsqu'on lit les auteurs anciens et modernes, on voit que la question des abcès froids est encore peu connue. Cela tient à ce que cette affection n'a été étudiée qu'à la période d'état, c'est-à-dire à cette période d'évolution de la maladie où les lésions déjà loin de leur début échappent aux investigations du microscope.

Il était donc indispensable pour bien connaître la nature de l'affection de la saisir à son début, c'est-à-dire chez l'enfant en bas âge, alors que la lésion est à peine constatable, ce qui a fait croire à sa rareté, tandis qu'elle est très fréquente. C'est ce qui a été fait dans ces derniers temps par plusieurs auteurs. Ce sont les travaux séparés de ces auteurs que je viens réunir ici en ajoutant les résultats qui m'ont été fournis par mes observations personnelles.

Nous étudierons donc : 1° l'historique de la question qui sera court, car les anciens s'en sont peu occupés ; 2° les formes cliniques démontrées par des observations que nous résumerons ensuite sous forme de symptômes ; 3° l'anatomie pathologique dans laquelle nous ferons ressortir la nature tuberculeuse de l'affection. Nous insisterons surtout sur ces trois chapitres qui nous paraissent être les plus importants. Afin d'être complet, nous étudierons ensuite rapidement dans des chapitres séparés le diagnostic et le traitement de la maladie.

I.

Historique.

Les auteurs classiques décrivent tous, comme nous l'avons dit, les abcès froids à la période d'état, constitués par un pus séreux, mal lié, lequel est renfermé dans une enveloppe formée extérieurement par la peau tapissée à l'intérieur par une membrane sur laquelle les opinions diffèrent peu.

Sans vouloir aller rechercher tout ce qui a été dit sur les abcès froids, sur la scrofule, sur les rapports de la scrofule et de la tuberculose, nous nous bornerons à montrer comment on est arrivé peu à peu à démontrer, comme nous essayons de le faire aujourd'hui, le rapport intime qui existe entre l'abcès froid et la tuberculose dont il nous paraît être une manifestation.

Boyer définit l'abcès froid (1) : « celui résultant de la *fonte purulente d'une tumeur*, sans phénomènes aigus au début, et siégeant dans les glandes lymphatiques et le tissu cellulaire. » Si Boyer avait ajouté la qualification de tuberculeuse au mot tumeur sa définition aurait été complète. Mais là où son opinion n'était pas celle que nous essayons de démontrer, c'est qu'il croyait que la membrane qui tapissait la peau était du tissu cellulaire condensé, refoulé par le pus.

Les auteurs du Compendium (2) définissent les abcès froids « des collections purulentes se formant sourdement, lentement, sans douleur dans le tissu cellulaire et dont le développement n'est pas lié à une maladie primitive des os. »

(1) Boyer. Traité des maladies chirurgicales, t. I, p. 538-540.
(2) Compendium de chirurgie, art. Abcès froids.

Nous reviendrons plus loin sur le fait de la relation entre les abcès froids et les lésions osseuses.

« L'abcès, disent les mêmes auteurs, contient du pus mal lié, renfermé dans une poche qui est formée par la *membrane pyogénique* déjà connue de Hunter et de Chaussier, intimement unie à une couche indurée qui est de l'*engorgement*. Pour Hunter et Chaussier, la membrane pyogénique est un produit de sécrétion fourni par les vaisseaux de la partie malade. Dupuytren compare la membrane pyogénique à un organe nouveau qui absorbe et qui exhale ; si l'exhalation diminue, la maladie s'aggrave, si c'est l'absorption qui diminue, la maladie tend à guérir. »

Les auteurs modernes : Nélaton, Fano, MM. Follin et Duplay, MM. Jamain et Terrier parlent de la membrane pyogénique, mais certains d'entre eux ne lui donnent ce nom qu'avec réserves.

De tout temps, les abcès froids ont été rapportés à la scrofule et décrits à leur période d'état. Cependant Lebert (1), Hunter (2), Alibert (3) décrivent des tumeurs indolentes, sans changement de coloration de la peau dans laquelle elles siègent, se terminant, d'après Alibert, par ramollissement et issue d'une matière albumineuse mêlée de quelques stries sanguinolentes.

Bazin (4) s'explique très clairement en décrivant sous le nom de molluscum de Bateman une affection qui n'est autre évidemment que la gomme scrofuleuse.

Voici ce qu'il en dit : « Ce molluscum de Bateman est une affection très rare. Elle consiste en une éruption de petites tumeurs variables en volume, depuis celui d'un pois jusqu'à

(1) Traité pratique des maladies scrofuleuses.
(2) Œuvres de John Hunter.
(3) Alibert. Maladies de la peau.
(4) Bazin. Leçons théoriques et cliniques sur la scrofule, 1861.

celui d'une cerise. Le contenu de ces tumeurs n'est autre chose que du tubercule tout à fait analogue, pour la composition, au tubercule pulmonaire. Au bout d'un certain temps ces tubercules se ramollissent; il se forme dans leur centre une matière caséeuse, puis du véritable pus. L'abcès tuberculeux se perfore, s'ouvre au dehors, le kyste se vide, et ses parois se cicatrisent un peu plus vite et un peu mieux que celle des cavernes pulmonaires. Dans le cas que j'ai observé, la paroi de la tumeur était formée d'une double enveloppe, de la peau amincie et presque réduite à sa couche épidermique et d'une tunique profonde. C'était un véritable kyste dans lequel se trouvait renfermée la matière tuberculeuse. »
On le voit, Bazin faisait du molluscum une affection tuberculeuse; mais le peu qu'il nous en dit ne nous permet pas de conclure que le molluscum soit ce qui fut appelé un peu plus tard gomme scrofuleuse, bien que la ressemblance soit grande entre ces deux affections.

En effet, en 1873, M. Vidal déposait au musée de l'hôpital Saint-Louis une pièce analogue sous le titre de *Gomme scrofuleuse.*

Plus tard M. le Dr Voguet (1) décrivit sous le nom de dactylite strumeuse infantile des tumeurs analogues siégeant sur les doigts, et nous citerons plus tard une des observations qu'il rapporte. « C'est, dit le Dr Voguet, ce que M. Bouchut appelle les engorgements digitaires, que M. Besnier classe dans les gommes scrofuleuses périostiques et que nous désignons sous le nom de dactylite scrofuleuse superficielle. »

Enfin, en 1879, c'est-à-dire il y a à peine quelques mois, des travailleurs observaient ces gommes scrofuleuses et indiquaient, au moyen du microscope, leur nature tuberculeuse :

(1) Voguet. Thèse doctorat, Paris 1877, Dactylite strumeuse infantile.

D'un côté M. le Dr Lannelongue les étudiait à l'hôpital Sainte-Eugénie pendant que MM. Brissaud et Josias, internes des hôpitaux, les étudiaient à l'hôpital Saint-Louis sous la direction de M. le docteur Besnier. De là deux ouvrages contemporains (1) dont les auteurs ont le mérite d'être arrivés aux mêmes résultats, bien que ignorant les recherches les uns des autres.

MM. Brissaud et Josias font faire un grand pas à la question, en ce sens qu'ils ont réuni sous la dénomination de gommes scrofuleuses les différentes lésions qui avaient déjà été décrites sous des noms variés, et que de plus ils ont démontré la nature tuberculeuse de ces gommes. Au lieu donc de prendre l'abcès froid, comme l'on fait les auteurs, à la période d'état, ils l'ont pris à un moment moins avancé où ils ont pu reconnaître le tubercule.

M. Lannelongue a été plus loin et il nous a montré l'abcès tuberculeux à une période encore plus proche du début, alors qu'il n'est réellement qu'une toute petite masse tuberculeuse, en attendant de devenir une gomme, puis un abcès froid.

Pour nous qui avons eu l'honneur d'être associé aux travaux de M. Lannelongue et qui les avons suivis, ignorant complètement que d'autres s'occupaient en même temps de la question, nous nous trouvons avoir le rare bonheur de profiter des leçons du maître, et des utiles enseignements contenus dans l'œuvre remarquable de MM. Brissaud et Josias. En ajoutant à cela le modeste tribut de nos observations personnelles, il nous sera facile de donner une description complète de ce que nous appelons avec M. Lannelongue, les *abcès froids*

(1) Brissaud et Josias. Revue mensuelle de médecine et de chirurgie, octobre-novembre 1879. Des gommes scrofuleuses et de leur nature tuberculeuse et Lannelongue, Société de chirurgie, séances des 18-25 février 1880.

tuberculeux du tissu cellulaire. C'est la tâche que nous allons entreprendre.

II

Formes cliniques.

Il y a ici une distinction à faire suivant que les abcès son liés à une lésion osseuse ou qu'ils existent seuls.

ARTICLE PREMIER.

Abcès coexistant avec une lésion osseuse.

Ces abcès sont de même nature au point de vue anatomo pathologique que ceux que nous désignerons dans un second article sous le nom d'abcès simples ; si nous les séparons ici, c'est uniquement pour bien distinguer les caractères cliniques de l'affection. Sans rechercher des définitions et des descriptions théoriques, nous présenterons immédiatement des faits et nous tirerons ensuite les conclusions des observations présentées :

Obs. I (personnelle).— Rose Plaut, 4 ans 1|2, demeurant rue d'Avron, est conduite à l'hôpital Sainte-Eugénie, le 3 mars 1880. Issue de parents sains et niant tout antécédent morbide chez leurs ascendants. Elle a cependant un petit frère de 6 ans qui a déjà eu la coqueluche, des bronchites, des hémoptysies et tousse encore beaucoup.

Notre petite malade a été nourrie au sein par sa mère. Elle a eu à l'âge de 3 ans une pleurésie bientôt suivie d'une coqueluche après laquelle l'enfant a eu des hémoptysies pendant quatre mois.

Actuellement on nous l'amène pour des douleurs en ceinture s'accompagnant de gêne dans la marche.

Les douleurs sont très vives et remontent à trois ou quatre mois. Ces deux symptômes nous portent à songer à un mal de Pott, et nous constatons en effet la saillie prononcée d'une apophyse épineuse de la région dorsale.

En pratiquant l'examen de la région nous remarquons que au-dessus de la fesse droite la peau est un peu rouge en un point de la largeur d'une lentille.

En appliquant le doigt nu sur ce point, nous constatons la présence d'une tumeur dure, roulant sous le doigt indolore. La mère qui n'avait pas observé cette tumeur ne peut nous en indiquer l'origine.

En résumé : affection osseuse de la colonne vertébrale (région dorsale) chez un enfant de 4 ans ; granulation tuberculeuse dans la région fessière droite.

Dans cette observation on voit un abcès tuberculeux coïncidant avec une lésion osseuse et sans communication avec cette lésion, et de plus on voit la lésion tout à fait à son début, c'est-à-dire représentée par un simple amas de tubercules de la grosseur d'une lentille à peine.

Obs. II (M. Lannelongue), résumé. — Léger (Louis), garçon de 4 ans, salle Napoléon, 24. Entré le 5 juin 1879. Parents sains. Pas d'antécédents tuberculeux chez leurs ascendants. L'enfant a été allaité par sa mère. Bronchite violente à huit mois. Apparence chétive, mais pas d'antécédents scrofuleux nettement accusés. Spina ventosa du pouce et de l'annulaire de la main droite ayant débuté dans le neuvième mois de sa vie et ayant donné lieu à des abcès ouverts depuis environ six mois. La mère nous dit qu'il n'y a pas eu d'élimination d'esquilles, mais les os des doigts malades sont notablement augmentés de volume ainsi que les ongles des mêmes doigts. Les parties molles voisines sont épaissies et tassées et présentent une ulcération par où s'échappent des fongosités au niveau de la pulpe du pouce. Par l'exploration de cette ulcération on s'engage facilement dans les bourgeons charnus et on arrive sur la phalange, le stylet pénètre facilement dans l'os qui paraît creusé comme d'une cavité ; on n'y reconnaît pas de séquestre proprement dit, mobile ou adhérent. L'exploration au stylet brise quelques petites lamelles et elle permet de reconnaître, de concert avec l'examen des parties molles, que cette phalange a un volume beaucoup plus grand que celle de l'autre côté. Les mouvements du doigt sont normaux et les articulations phalangiennes libres.

Telles sont les lésions osseuses, mais en même temps cet enfant porte deux tumeurs; l'une placée sur la face externe de l'avant-bras vers son milieu; l'autre est sur la face dorsale de la main au-dessus de la racine du pouce, près du poignet.

La tumeur de l'avant-bras est absolument ramollie à son centre dans lequel le doigt pénètre comme dans une partie dépressible, ne rencontrant de résistance qu'au pourtour. La peau qui la recouvre a une couleur rosée, fine sur le point culminant, elle paraît près de crever. Celle de la face dorsale de la main n'en est pas encore à la période de ramollissement, elle est à peu près également dure, située sous la peau, mais à la face profonde du ligament.

L'apparition de ces tumeurs remonte à deux mois pour la première et à vingt-cinq jours pour celle de la main. Ce fut par hasard que la mère vit apparaître ces petites indurations qui ont toujours été indolentes et qui ne la préoccupaient en aucune manière. Persuadé que l'extirpation de ces tumeurs n'offrait aucun danger, j'ai cru d'autre part qu'il y aurait un intérêt spécial à connaître ce qu'étaient ces tumeurs et je les ai enlevées après avoir endormi l'enfant. Pour procéder aisément à leur extirpation, j'ai recouru à l'emploi de la bande d'Esmarch et j'ai disséqué ces deux tumeurs sans les ouvrir. L'examen microscopique a été fait au laboratoire du Collège de France et on a reconnu toutes les particularités des lésions tuberculeuses. Les suites de ces opérations furent rapidement réparées.

On peut résumer cette observation en deux mots en disant: lésions osseuses datant de deux ans sur les doigts, et abcès tuberculeux sur l'avant-bras du côté malade.

Tandis que la précédente observation nous montrait une affection osseuse au début, accompagnée d'un abcès tuberculeux au début aussi, celle-ci nous montre des altérations plus profondes des os en même temps que des abcès tuberculeux avancés puisque l'un d'eux, celui de l'avant bras, est déjà à la période de ramollissement. Il résulte de cette même observation deux renseignements précieux :

un qui montre l'innocuité de l'ablation de ces abcès ainsi que le procédé opératoire, l'autre qui est la démonstration de la nature tuberculeuse de la lésion.

Nous reviendrons sur ces points importants au sujet de l'anatomie pathologique et du traitement.

Obs. III (personnelle).— Couarre (Emma), rue Berzelius, 36. Cette enfant est issue d'un mariage consanguin. La mère a toujours été bien portante; mais le père que nous n'avons pu voir a eu, paraît-il, des hémoptysies. Ses deux sœurs ont eu des tumeurs blanches.

La malade est conduite à l'hôpital Sainte-Eugénie le 25 mars 1880. On nous dit qu'elle n'a jamais été malade. On nous la conduit actuellement pour un abcès froid siégeant au niveau de l'articulation du coude droit. Les mouvements de l'articulation sont gênés. La pression sur l'extrémité supérieure du cubitus du côté malade est douloureuse.

L'enfant porte un engorgement des ganglions verticaux de la jambe droite et de la région maxillaire droite. Nous voyons sur la fesse gauche une tumeur de la grosseur d'une noisette, indolore, recouverte par de la peau saine, roulant sous le doigt, présentant les signes physiques des abcès tuberculeux. Nous constatons des lésions plus avancées sous forme de tumeurs plus grosses, ulcérées, sur la face interne de la jambe droite, sur la joue droite et à la région maxillaire droite.

En résumé : lésion du cubitus droit, abcès tuberculeux du 1er degré de la fesse gauche, abcès tuberculeux multiples du 2e degré.

Obs. IV (personnelle). — Charles Gaignères, passage Ronce, 5, 17 mois. Nourri au sein. Pas d'antécédents tuberculeux. Tumeur blanche du coude gauche.

Nous constatons sur la fesse gauche une tumeur molle, fluctuante, sur laquelle la peau est rouge. Cette tumeur est indolore, de la grosseur d'une noix. Les parents ont commencé de s'en apercevoir il y a quatre mois et elle a paru peu après la guérison d'une rougeole.

C'est encore un abcès à l'état de gomme avant la période d'ulcération. Nous appelons l'attention sur ce point que l'abcès a paru peu après une fièvre éruptive. Nous reviendrons au chapitre diagnostic sur ce fait, car il ne faut pas confondre ces abcès avec d'autre abcès qui surviennent souvent en grand nombre dans la période de convalescence des fièvres éruptives et qui n'ont aucun rapport avec les abcès tuberculeux, bien que leur ressemblant physiquement aupremier abord.

Nous devons rapprocher de ce malade le suivant qui lui ressemble beaucoup.

Obs V. (personnelle).—Jacotin (Anatole), boulevard de Charonne, 113, 29 mois.

Les parents nient tout antécédent tuberculeux, mais une sœur du malade est morte à 2 ans 1|2 d'une méningite qui n'avait été provoquée par aucun accident.

Cet enfant a commencé de marcher à 17 mois. On s'est aperçu à cette époque qu'il marchait courbé en deux. C'est pour cela qu'il est conduit à l'hôpital Sainte-Eugénie le 25 mars et nous constatons l'existence d'un mal de Pott.

Nous constatons également un abcès froid siégeant au niveau du coude gauche avec pression douloureuse des os. L'origine de cet abcès remonte à un an, il n'est pas encore ouvert. A la même époque on s'est aperçu de la présence de deux abcès qui siègent au niveau des deux poignets et qui présentent les caractères de la gomme scrofuleuse. Ces deux abcès ainsi que la lésion du coude ont paru il y a un an à la suite d'une rougeole.

Obs. VI (M. Lannelongue), résumé.—Guillot (Emile), 12 ans 1|2, entre à l'hôpital Sainte-Eugénie, le 16 avril 1879, salle Napoléon, nº 45. Père alcoolique, mère bien portante. L'enfant porte de nombreuses manifestations scrofuleuses qui ne se sont pas améliorées malgré deux séjours consécutifs à Berk-sur-Mer. Rougeole à l'âge de 6 ans. Nous constatons sur le malade les lésions suivantes :

Cou : du côté gauche, engorgement des ganglions cervicaux parotidiens et sous-maxillaires; du côté droit, ulcérations cicatricielles ou plus profondes, serpigineuses, recouvertes de croûtes.

Face : ulcération adhérente à l'os malaire au côté externe de l'orbite.

Membre supérieur gauche : spina ventosa de la deuxième phalange du médius, remontant à un an, ayant marché lentement. Mouvements du doigt presque abolis. Le doigt est dans la flexion incomplète, il est en crochet. Ulcération scrofuleuse sur la face interne de la 2e phalange avec fongosités. Sur la face dorsale du poignet est, sous la peau, un noyau induré du volume d'un petit pois. Ce noyau est indolent, indépendant de la peau qui glisse au-devant de lui et des parties voisines sur lesquelles il se déplace facilement. Les ganglions axillaires sont un peu développés.

Membre supérieur droit : la 1re phalange de l'indicateur présente un gonflement énorme et est entourée de fongosités. Le stylet pénètre facilement dans le corps de l'os à travers les fongosités qui en naissent. Il est probable qu'un nouvel os périosté entoure la phalange ancienne atteinte à divers degrés. Les articulations voisines paraissent saines. Le doigt a une attitude un peu fléchie. Les mouvements sont à peu près impossibles.

En même temps on constate sur ce membre quatre tumeurs à des degrés différents. Elles sont toutes indépendantes du mal et n'ont avec lui aucune continuité apparente; les rapports sont éloignés. La première tumeur siège sur la face dorsale du doigt malade immédiament en arrière de la lésion osseuse; c'est un très petit abcès fluctuant avec amincissement de la peau. La deuxième tumeur occupe la face dorsale de la main et du poignet ; elle a le volume d'une noix, elle est très fluctuante. Le siège de cette collection est sous la peau et absolument indépendant des gaines des extenseurs. Sur le sommet de cette tumeur, la peau est amincie et près de crever. Les deux dernières tumeurs sont placées sur la région dorsale et externe de l'avant-bras, l'une au tiers supérieur, l'autre au tiers moyen. L'une est dure et sous-cutanée. Quoique adhérente à la face profonde de la peau, elle donne la sensation d'un grain d'orge. La dernière enfin est fluctuante et a le volume d'une noisette. Ces tumeurs sont toutes de date récente relativement au spina ventosa. Celle qui, pour la première fois, a attiré l'attention du jeune malade remonte à deux mois. Le ganglion sus-épitrochléen est un peu plus gros que de coutume; les ganglions axillaires ne sont pas reconnaissables.

Membre inférieur droit : ostéite du tibia avec fistule conduisant sur un os dénudé, mais dans le corps duquel on ne peut pénétrer. Spina ventosa du gros orteil. Poussée analogue sur le calcanéum. En examinant le membre on constate un noyau d'induration sous-cutanée au tiers supérieur de la jambe et sur sa face antéro-interne. Ce noyau a le volume d'un pois, il est sous la peau, présentant cependant une légère adhérence avec la face profonde de la peau. Les ganglions cruraux sont un peu développés. Rien sur le membre gauche. Pas de phénomènes stéthoscopiques morbides.

En résumé: spina ventosa multiples des phalanges, ostéite chronique du tibia et du gros orteil, abcès tuberculeux multiples.

Obs. VII (M. Lannelongue, résumé). — Pataux (Jules), 22 mois, entré le 22 mai 1879, salle Napoléon, n° 19. Nourri par sa mère. Coqueluche à 8 mois. Pas de fièvres éruptives. Pas d'engorgements ganglionnaires au cou, ni d'affection des yeux. Belle apparence.

Membre supérieur droit : quatre doigts sont atteints de spina-ventosa. Pas d'abcès sur le membre.

Membre supérieur gauche : spinosa ventosa du pouce et du petit doigt. Pas d'abcès tuberculeux.

Membre inférieur droit : Pas de lésions osseuses. Abcès froid sous-cutané sur la jambe dans le tissu cellulaire placé en arrière du tendon d'Achille. De même sur la fesse on trouve, adhérent à la peau, un noyau consistant, qui n'est pas autre que le premier degré de l'abcès tuberculeux avant la période de ramollissement. Ce noyau a le volume d'uu grain de riz, il est à noter qu'il est un peu adhérent à la peau.

Membre inférieur gauche. Affection osseuse du premier métatarsien. Sur le milieu de la face antérieure de la jambe petit abcès sous-cutané et cutané; la peau très fine est sur le point de s'ouvrir. A la racine du membre on trouve un second noyau, du volume d'une petite cerise, également compris dans la peau avec desquamation superficielle à son niveau. Il semble que cet abcès soit en voie de résolution, tandis, au contraire que dans le précédent la poche va s'ouvrir spontanément. Cet enfant a succombé le 3 juin à une atteinte de croup.

Obs. VIII (M. Lannelongue, résumé). — Rourgeole (Edouard), 2 ans. Entré à l'hôpital Sainte-Eugénie, salle Napoléon, n° 22, le 31 mars 1879. Pas d'engorgements ganglionnaires : membre supérieur droit : spina ventosa du doigt annulaire avec trajet fistuleux conduisant dans le corps de l'os. Au niveau du coude, en arrière et en dehors, abcès froid sous-cutané du volume d'une noix. Cet abcès est idiopathique, l'articulation du coude est normale et les os sains.

Main gauche : ostéite avec fistule cutanée de la première phalange du doigt indicateur.

Mort d'une variole hémorrhagique le 28 avril.

Autopsie : Un seul tubercule du volume d'un pois au sommet du poumon droit; noyaux caséeux dans plusieurs ganglions bronchiques. Ecchymoses sous-pleurales et infiltrations sanguines parenchymateuses dues à la variole. Le tubercule pulmonaire était en voie de crétification.

Les deux observations qui précèdent peuvent être résumées de la façon suivante : observ. VII, lésions osseuses sur trois membres; abcès sous-cutanés sur le membre sain. Observ. VIII : spina ventosa de plusieurs phalanges; abcès tuberculeux du volume d'une noix.

Dans ces deux observations, comme dans les suivantes, on remarquera la distance qui existe entre la lésion osseuse et les abcès tuberculeux.

Obs. IX (M. Lannelongue), résumé. — Magné (Blaise), 8 ans, hôpital Sainte-Eugénie, salle Napoléon, n° 3. Bonne santé, à ce que dit la mère. Rougeole il y a quatre ans. Pas de traces de scrofules. Petit, mais fort.

Spina ventosa pouvant être considéré comme guéri de la seconde phalange de l'indicateur droit. Ostéite diaphysaire du quart inférieur du cubitus du même côté, avec abcès du volume d'une noix en regard de la lésion. Sur la région externe de l'avant-bras du même côté, petit abcès sous-cutané faisant corps avec la peau, placé un peu au-dessous de l'articulation.

En résumé : Spina ventosa ancien de la seconde phalange de l'index; ostéite du cubitus. Abcès tuberculeux.

Obs. X (M. Lannelongue), résumé. — Montmayeur (Eugène), 5 ans. Entré à l'hôpital Sainte-Eugénie, le 16 janvier, salle Napoléon, n° 21. Enfant bouffi. Pas d'engorgements ganglionnaires ni de maux d'yeux. Coqueluche et rougeole à 3 ans. Au mois d'octobre dernier l'enfant buta et le genou devint un peu gros. Un peu plus tard la main gauche s'est tuméfiée. Au mois de décembre dernier, petit gonflement à la partie postérieure de l'avant-bras droit au-dessous du coude. Actuellement le genou malade présente des fongosités sur certains points de la synoviale ; la pression des os, du tibia en particulier, est douloureuse. Sur la main gauche on trouve un abcès sous-cutané, du volume d'une grosse noisette, sans changement de couleur à la peau ; le corps du quatrième métacarpien sur lequel repose cet abcès parait gonflé et l'abcès semble lui adhérer. Enfin il existe un second abcès sous-cutané sur la partie postérieure de l'avant-bras droit au-dessous du coude; cet abcès est mobile sur le cubitus et cet os n'offre aucune tuméfaction. La peau au niveau de l'abcès est amincie.

Mort de méningite le 16 février.

Autopsie : Granulations tuberculeuses sur la pie-mère avec plaques d'infiltration purulente sur diverses régions de la convexité des hémisphères et dans la scissure de Sylvius.

Les poumons sont congestionnés. Par une recherche minutieuse, à l'aide de coupes multipliées, on ne trouve qu'un seul tubercule sous-pleural dans le lobe moyen du poumon droit; il a le volume d'un gros pois. Quelques ganglions bronchiques sont caséeux. Dans le genou affecté de tumeur blanche on trouve quelques fongosités de la synoviale; elles sont peu abondantes. Mais le tibia présente dans l'épiphyse correspondante un noyau d'un blanc jaunâtre qui tranche par sa couleur sur la couleur rouge voisine du tissu aréolaire. L'extrémité inférieure du fémur a dans son épiphyse un noyau semblable. On trouve aussi dans le corps vertébral d'une vertèbre lombaire un noyau jaunâtre.

A la main gauche, l'examen du quatrième métacarpien prouve qu'il a été atteint de spina ventosa ; le corps de l'os est irrégulier, plus épais que son congénère, mais cette lésion paraît aujourd'hu guérie. L'abcès qui existe à son niveau, sur le dos de la main, repose sur son périoste au niveau du point épaissi ; mais il s'est pour ainsi dire isolé et il est devenu en quelque sorte indépendant de la lésion osseuse. La poche ne fait qu'adhérer au périoste. Cet abcès est entièrement rempli par une matière caséuse jaunâtre. Enfin l'abcès du dos de l'avant-bras droit est placé dans le tissu cellulaire et le cubitus est normal.

En résumé : spina ventosa guéri du quatrième métacarpien de la main gauche. Tumeur blanche du genou droit provoqué par des tubercules du tibia. Abcès tuberculeux du dos de la main gauche et de l'avant bras droit. Mort de méningite tuberculeuse.

Avant d'aller plus loin, nous appellerons l'attention sur deux faits mis en lumière par cette autopsie et par celle de l'observation VIII. Nous verrons plus loin l'importance que leur attribue avec juste raison M. Lannelongue. Ces deux faits sont la présence de tubercules dans d'autres organes, et la très-petite quantité de tubercules trouvés dans le poumon. M. Lannelongue fait observer en outre que ces deux exemples viennent confirmer la loi que M. le professeur Parrot a mise hors de doute, qui établit la subordination des lésions des ganglions à celle des organes dont ils dépendent.

Obs. XI (personnelle). — Maudroit, 9 mois, 5, passage Bouchardit. Pas d'antécédents morbides. Est porté à l'hôpital pour des spina ventosa multiples des deux mains et pour un gonflement du quatrième métatarsien du pied droit.

L'enfant est pâle, décoloré, paraît souffrir de son alimentation. Sur le membre inférieur gauche qui n'a pas de lésions osseuses, il porte des petits tubercules à différentes périodes de leur évolution. Le plus petit présente le volume d'une tête d'épingle. On en trouve d'un peu plus gros sur le membre inférieur droit. Rien aux membres supérieurs. Sur la joue gauche nous observons une de ces tumeurs à une période plus avancée : elle a le volume d'un gros pois. Elle n'est pas ulcérée; mais la peau est amincie et la fluctuation est nette.

En résumé : spina ventosa multiples. Abcès tuberculeux à diverses périodes.

Il est à remarquer dans cette observation que l'abcès quoique très-petit tend déjà à s'ulcérer. Dans l'observation suivante au contraire, nous allons voir que la tumeur est très grosse et cependant il faut, pour l'ouvrir, avoir recours au bistouri.

Obs. XII (personnelle). — Claude (Léon), 18 mois. Vient à l'hôpital Sainte-Eugénie, le 3 mars 1880. La mère a, paraît-il, bonne santé. Le père est blond, maigre et a eu des hémotysies il y a deux ans. Depuis lors il tousse. L'expiration est prolongée dans le somme gauche.

Quant à l'enfant, il n'a pas encore marché. Il y a un an, on a commencé à ne plus pouvoir chausser son pied gauche. Peu à peu son articulation coxo-fémorale gauche s'est gonflée depuis cette même époque et présente aujourd'hui tous les signes d'une coxalgie avec abcès froid symptomatique au niveau de la fesse gauche. Au niveau de la partie postérieure de la hanche droite est un abcès de la grosseur d'une grosse noix. Les mouvements de l'articulation sont normaux; la pression des os n'est pas douloureuse. Rien n'indique une lésion osseuse de ce côté là. Cet abcès étant ouvert, laisse échapper une assez grande quantité du pus séreux, mal lié. On applique le pansement de Lister.

Après quelques jours de l'application de ce pansement, cet abcès s'est refermé et a cessé de couler. On ordonne l'huile de foie de morue et le repos pour combattre la coxalgie.

Nous venons de voir dans les douze observations qui précèdent les abcès tuberculeux aux diverses phases de leur évolution. Nous allons, pour être complet, en présenter une dernière, qui renferme à elle seule toutes les formes de ces abcès, sauf la forme du début qui est la plus difficile à constater.

Obs. XIII (personnelle). — Gaultier (Joséphine), 13 ans. Entré à l'hôpital Sainte-Eugénie, salle Sainte-Eugénie, n_o 7, le 2 mars 1880. Elle a été nourrie au biberon, a marché à 15 mois et ne présente aucun antécédent morbide spécial. Elle n'est pas encore réglée.

La personne qui l'accompagne nous dit que la mère a eu à la jambe un abcès sur la nature duquel les renseignements font défaut. Une sœur de la mère est scrofuleuse, et porte, paraît-il, des cicatrices sur le cou. Le père est inconnu.

A l'âge de 5 ans ont paru chez la malade les premières manifestations scrofuleuses sur la jambe gauche au niveau de laquelle nous ne constatons plus que des cicatrices scrofuleuses, adhérentes, au niveau de la malléole interne, au-dessus de la malléole externe et sur le tiers inférieur de la face externe du péroné.

Les abcès qui ont précédé ces cicatrices, ont été, nous dit-on, guéris après deux mois de traitement à l'hôpital de Nantes.

Actuellement nous constatons à la région postérieure du cou deux cicatrices anciennes dont l'origine remonte au mois de mai 1878. Un peu au-dessous sont des ulcérations sur le point de donner lieu à des cicatrices analogues aux précédentes. Elles sont au nombre de cinq et leur origine remonte à octobre 1879.

En décembre 1879 a commencé de paraître un abcès aujourd'hui volumineux, qui a son point d'origine au niveau de l'oreille droite, suit le maxillaire et le cou, et se termine au-dessous de l'angle de la mâchoire du côté droit par une tumeur de la grosseur d'une grosse noix, molle, fluctuante, sur laquelle la peau est rouge, non encore ulcérée, mais très amincie. Sur le côté droit du cou les ganglions sont engorgés et recouverts par de la peau en partie saine. Au-dessous on voit une cicatrice ancienne.

Dans le creux de l'aisselle du côté gauche est un gros abcès fistuleux dont l'origine remonte au mois de décembre.

Sur le bras droit nous constatons, dans le tiers supérieur de la face postérieure du cubitus une cicatrice qui est complètement formée depuis environ un mois et au niveau de laquelle la pression de l'os est douloureuse; sur la face interne de l'humérus du même côté est un gros abcès du volume du poing qui a commencé de paraître au mois de décembre et qui est aujourd'hui franchement fluctuant. La peau qui recouvre cet abcès est à peu près saine, sauf quelques exfoliations.

Sur l'avant bras gauche, au niveau de sa face postérieure et interne est un abcès très gros sur lequel la peau est très rouge, amincie, exfoliée. Depuis que cet abcès a paru les mouvements de pronation sont impossibles et, pour les opérer, la malade immobilise l'articulation du coude, et fait marcher en même temps le bras et l'avant-bras. Les mouvements d'extension sont à peu près impossibles de ce côté. La pression du cubitus est douloureuse sur presque toute sa longueur.

La personne qui accompagne cette enfant nous dit que par aucun des abcès il n'est jamais sorti de parcelles osseuses.

Dans les premiers jours de mai la malade est retirée de l'hôpital.

Pour résumer sa situation à ce moment, on peut dire que la plupart de ces abcès avaient été ulcérés, étaient devenus fistuleux et tendaient plus ou moins lentement à se cicatriser.

Il nous a paru intéressant de publier ici cette observation à cause de l'étendue et de la multiplicité des lésions : en effet la seule période qui nous manque est celle du début ; nous voyons au niveau de l'angle de la mâchoire du côté droit, la deuxième période, c'est-à-dire la gomme, un peu plus haut la gomme ulcérée. Au niveau des deux avant-bras, nous voyons l'abcès froid proprement dit, se reliant probablement à des lésions du cubitus. Enfin nous voyons des cicatrices nous montrant les résultats de la guérison, et qui nous serviront au chapitre de l'anatomie pathologique.

Ici se termine l'exposition des faits tendant à montrer les abcès tuberculeux coexistant avec des lésions osseuses. Avant d'entrer dans des considérations générales, il est bon de voir si ces abcès existent en dehors de toute affection du tissu osseux.

ARTICLE SECOND.

Abcès existant en dehors de toute lésion osseuse.

Nous chercherons à classer nos observations de façon à montrer consécutivement les malades qui présentent les divers degrés de l'affection, depuis le début jusqu'à la fin ; mais cette classification n'est pas toujours facile parce que la plupart des malades présentent divers degrés de la même affection.

Obs. XVI (M. Lannelongue). — Luller (Jean), 2 ans et demi, entre à l'hôpital le 5 avril 1879, salle Napoléon, n° 18. Nourri par sa mère. Pas de maladies proprement dites avant son sevrage, il a eu cependant beaucoup de gourmes qui ont été accompagnées d'engorgement ganglionnaires au cou; il a eu en même temps de la conjonctivite chronique. La mère raconte qu'il y a environ un mois, elle s'est aperçue accidentellement d'un petit gonflement sur la partie antérieure et un peu externe de la cuisse gauche dans son milieu. Ce gonflement était dur, puis il s'est un peu ramolli ; elle l'amène pour cela à l'hôpital. Je l'ai pris dans mon service et voici son état actuel.

Enfant assez fort, un peu bouffi ; il a manifestement quelques attributs de scrofule, glandes au cou, lobule de la lèvre un peu saillant, des blépharites anciennes. La tumeur pour laquelle il entre àl'hôpital a le volume d'un petit œuf, elle est très-fluctuante ; la peau à son niveau n'a pas changé de couleur. Elle est sous-cutanée. Elle ne se rattache à aucune lésion des os et on ne découvre dans le fémur aucune altération ; d'ailleurs la tumeur est parfaitement mobile sur les parties profondes. Après avoir mis l'enfant complètement à nu et examiné les diverses régions du corps, on trouve à la fesse du même côté un petit noyau sous-cutané, indolent, légèrement adhèrent à la peau, du volume d'un pois, il en existe un second sur la face externe de l'avant bras droit vers son milieu ; celui-ci a le volume d'une petite cerise, il n'est pas entièrement ramolli. L'état général de cet enfant est très-bon ; l'examen de sa poitrine n'a rien révélé.

En résumé, absence de lésions osseuses, abcès multiples. La bande d'Esmarch a été appliquée sur le membre inférieur, et j'ai procédé ensuite à l'extirpation de la poche, après l'avoir ouverte ; la dissection a été facilitée par l'emploi d'une spatule qui m'a permis d'enlever toute la partie bourgeonnante de cette cavité ; il ne restait plus qu'une plaie simple ensuite qui a été réunie presque en totalité. Dans une deuxième opération j'ai extirpé la tumeur de l'avant-bras sans l'ouvrir, et celle-ci comme la précédente, a été examinée ; il existait des lésions tuberculeuses dans la paroi de la grande poche, identiques à celles des gommes.

Obs. XV (M. Lannelongue). — Michaud (Philippe,) 5 ans, entre à l'hôpital Sainte-Eugénie le 1er février 1880, salle Napoléon, nº 39. Cet enfant est de médiocre apparence, il reste quelques indices de scrofules : blépharite ciliaire chronique, quelques glandes cervicales sont appréciables, il a eu la rougeole il y a dix huit mois. Sa mère raconte qu'il y a un mois qu'elle s'est aperçue d'un gonflement de la cuisse droite ; mais comme il ne s'en plaignait pas et qu'il ne boitait pas, elle ne s'en est pas autrement préoccupée. La tumeur a augmenté insensiblement et voici son état lorsqu'elle l'a conduit à l'hôpital. Immédiatement au dessus et en dedans de la rotule existe une tumeur du volume d'un petit œuf, faisant un relief assez marqué. La peau à son niveau n'a pas changé de couleur; elle glisse sur elle. La fluctuation y est évidente, il n'existe pas d'empâtement périphérique, si ce n'est en haut où la tumeur paraît adhérer à l'aponévrose fémorale. L'examen du fémur, de la synoviale du genou n'offre rien d'anormal, et on ne découvre sur aucune région du corps des particularités qui méritent d'être signalées.

La poche a été ouverte sous le Lister avec application préalable de la bande d'Esmarch. Après avoir été incisée et vidée du pus qu'elle contient, elle présente une surface interne inégale, mamelonnée; il y existe des inégalités qui ont le volume d'un petit pois chiche. Ce sont de gros bourgeons rougeâtres vasculaires, dont la couleur est un peu modifiée par l'application de la bande d'Esmarch. A côté des gros bourgeons, il en est d'autres beaucoup plus petits, comme une lentille, une tête de mouche. Près de ces points bourgeonnants, sont des rides, des plis qui parcourent la surface de la poche. En certains points, on voit en soulevant la poche comme une colonne qui la traverse. Ce sont des vaisseaux recouverts eux-mêmes par la paroi de la poche, mais ces vaisseaux ne sont pas libres dans la cavité de la poche, il sont incomplètement cutanés, et au-delà d'eux la poche forme des culs-de-sac.

Sur la face externe de la poche, on remarque, comme particularité, des prolongements sous forme de bourgeons, qui s'engagent dans les petites dépressions ou dans les petites ouvertures de l'aponévrose fémorale ou encore dans les parties molles le long des vaisseaux. Après avoir excisé la poche et enlevé avec une curette toutes les fongosités, les lambeaux cutanés ont été rapprochés, un petit tube à drainage a été placé pour l'écoulement des liquides. En quelques jours la réunion a été obtenue. Résumé : abcès froid idiopathique du volume d'un petit œuf, occupant la région inférieure de la cuisse droite. Excision de la poche après l'application de la bande d'Esmarch. Pansement de Lister.

Obs. XVI (M. Lannelongue). — Giovelli (François), 2 ans. Entre à l'hôpital le 8 février 1880. Parents bien portants, allaité par sa mère, gourme abondante la première année de sa vie. Pas de fièvre éruptive. Voici son état actuel. Il n'a pas trop mauvaise apparence, bien qu'il porte tous les attributs de la scrofule : aux yeux blépharite, à la lèvre supérieure croûtes impétigineuses avec hypertrophie ; au cou côté gauche un gros ganglion, et de l'autre côté quelques petites glandes.

Membre supérieur gauche : il porte une ulcération croûteuse sur avant-bras, qui me paraît être un abcès tuberculeux ulcéré ; mais je me borne à une simple hypothèse. Rien aux os.

Membre supérieur droit : rien aux os, mais aux-dessus du coude, au niveau du ganglion de Blandin, existe une tumeur que je crois pouvoir rapporter à ce ganglion, car cette tumeur est aponévrotique et a la forme globuleuse et rénitente d'un ganglion. Il est mobile sur les parties profondes. Enfin on trouve une gomme sur la partie moyenne du bras.

Membre inférieur droit : sur le dos du pied, immédiatement après la racine des 3e et 4e doigts, se trouve un abcès sous-cutané, d'un volume supérieur à celui d'une noisette, fluctuant, paraissant mobile sur les parties profondes. J'ai cherché avec soin, sans pouvoir le trouver, une lésion des os. A la racine de ce membre ganglion crural abcédé et près de s'ouvrir.

Application de la bande d'Esmarch. Après avoir endormi l'enfant, j'ai ouvert la poche et il en est sorti, non pas du pus, mais une matière caséeuse, franchement tuberculeuse. Cette matière est jaunâtre, grumeleuse, analogue à du mastic un peu mou. J'ai en vain cherché une lésion des os, sans pouvoir la trouver, et les gaines des tendons sur lesquelles la poche reposait sont normales. J'ai enlevé avec une curette toutes les forgosités et il n'est plus resté qu'une cavité parfaitement lisse, creusée dans le tissu cellulaire. La réunion a été prompte.

En résumé : abcès froids tuberculeux chez un enfant scrofuleux sans lésion des os.

La clarté de ces trois observations, le soin avec lequel elles ont été prises, enlèvent tout doute non seulement au sujet de l'existence de la lésion, mais encore au sujet de sa nature, comme nous le verrons au sujet de l'anatomie pathologique. Elles montrent que la lésion est fréquente chez l'enfant et qu'en la recherchant on peut la rencontrer à son début. Afin de montrer combien elle est fréquente nous citerons encore quelques observations qui ont été prises aussi dans le service de M. Lannelongue.

Obs. XVII (personnelle. Résumée). — Kintzelé (Emile). Passage de la Bonne-Graine. 2 ans et demi. Nourri au sein par sa mère. A marché à 15 mois. Les parents sont sains. Pas d'antécédents morbides.

Ce malade présente sur le grand trochanter gauche une tumeur pour laquelle il est conduit à l'hôpital Sainte-Eugénie. Cette tumeur est de la grosseur d'une noix, molle, fluctuante. Au-dessus la peau est légèrement rouge, amincie, mais non ulcérée. La pression est indolore. La tumeur fait corps avec la peau, mais glisse sous le grand trochanter dont elle est indépendante. L'exploration du fémur ne dénote aucune lésion de cet os. Cette opinion est confirmée par l'exploration à l'aide du stylet, après l'ouverture de la tumeur d'où sort du pus, mélangé à de la matière caséeuse.

En résumé : abcès tuberculeux de la grosseur d'une noix dans la région trochantérienne chez un enfant sain. Pas de lésions osseuses.

Obs. XVIII (personnelle). — Ripaux (Adèle), 2 ans, rue de Charenton, 104. Parents sains. Pas d'antécédents morbides.

Cette enfant est conduite à l'hôpital Sainte-Eugénie pour une adénite cervicale. En la faisant déshabiller et en l'examinant avec soin, on constate plusieurs petits noyaux tuberculeux sur le bras droit et sur la cuisse gauche. Ces noyaux varient de grosseur depuis une tête d'épingle jusqu'à un grain de millet, ils forment des petites tumeurs dures, mobiles, indolentes, nettement séparées les unes des autres.

Ces petits abcès sont le type de l'abcès tuberculeux à la période tout à fait du début. Ce sont ceux que le médecin doit rechercher, car il arrive presque toujours que, comme dans les cas actuels, les parents ne s'en aperçoivent pas.

Depuis le 15 mars 1880, jour où cette enfant a été conduite à l'hôpital, nous avons eu occasion de la voir plusieurs fois, et ces tumeurs n'ont pas encore subi de grandes modifications au point de vue de leur grosseur.

Obs. XIX (personnelle). — Urvoa (Irma), 14 mois, impasse Saint-Bernard, 9, est conduite à l'hôpital Sainte-Eugénie au mois d'avril 1880. Elle a été nourrie au sein par sa mère, qui a toujours été bien portante. Le père a eu un rhumatisme articulaire aigu à 37 ans et un an avant un ulcère de la cornée sur la nature duquel les renseignements nous manquent. L'enfant a un frère et une sœur bien portants ; deux autres de ses frères sont morts d'angine diphthéritique. L'enfant n'a jamais été malade.

Il y a à peu près un mois qu'on s'est aperçu qu'elle portait au niveau de la branche de la mâchoire du côté droit une tumeur dure, non fluctuante, indolore, mobile sur l'os, au-dessus de laquelle la peau est saine. L'exploration du maxillaire ne révèle pas d'altérations de l'os. Cette tumeur présentant tous les signes de l'abcès tuberculeux, nous recherchons s'il n'y en a pas d'autres sur le corps et nous constatons en effet la présence de plusieurs petits abcès tuberculeux du volume d'une noisette sur lesquels la peau est rouge, amincie, et presque ulcérée. Ces tumeurs siègent sur le genou gauche, l'avant-bras droit, et l'hypochondre du même côté. Le squelette examiné avec soin ne révèle l'existence d'aucune lésion osseuse.

Dans cette observation on voit d'abord qu'il n'y a pas eu de lésions osseuses chez l'enfant et que l'abcès tuberculeux est la seule maladie pour laquelle on nous le conduit. De plus il est à remarquer que, bien que les tumeurs soient petites, la peau est près de s'ulcérer, tandis que dans l'observation XVII, la tumeur est plus grosse et la peau n'est qu'à peine amincie. Nous reviendrons sur ce fait au sujet de l'anatomie pathologique.

Obs. XX (personnelle). — Emilie Rochard, rue Saint-Maur, 104. 10 mois. Paraît bien constituée. Pas d'antécédents morbides. Elle ne marche pas encore et est nourrie au sein par sa mère qui a toujours été bien portante et n'accuse dans ses antécédents morbides que des coliques hépatiques. Le père jouit aussi d'une bonne santé.

Cette malade est amenée à l'hôpital au mois de mars 1880 pour une tumeur siégeant sur la malléole externe de la jambe gauche. Cette tumeur est de la grosseur d'une noix muscade; au-dessus la peau est rouge, tendue, exfoliée. Cet abcès ouvert avec le bistouri laisse échapper du pus qui n'a pas les caractères des pus osseux. Du reste l'examen avec le stylet indique l'absence de lésions osseuses. Il en est de même pour un autre abcès un peu plus petit et moins saillant qui siège à la moitié inférieure de la face externe de la même jambe.

Sur la partie droite de la région dorsale se voit une petite tumeur un peu plus grosse qu'un grain de millet, au-dessus de laquelle la peau est normale. Cette tumeur est arrondie, roulant sous le doigt, indolore. C'est un degré moins avancé des abcès constatés sur le membre inférieur. Ces lésions ont apparu en même temps il y a environ trois semaines. — Pas de lésions osseuses.

Résumé : abcès tuberculeux à divers degrés de leur évolution, absence de lésions osseuses.

Ces observations ayant pour but de démontrer toutes les formes cliniques qui peuvent se présenter, nous croyons bon de rapporter ici celle dont nous avons déjà parlé en faisant l'historique de la question et qui est empruntée à la thèse de M. le Dr Voguet. Au point de vue symptomatologique cette observation se rapproche des précédentes et est publiée sous le titre de dactylite scrofuleuse superficielle :

Obs. XXI (empruntée à M. le Dr Voguet), résumée. — Jeune fille de 15 ans très scrofuleuse. Non réglée. Au niveau de la 1re phalange de l'index est une tuméfaction ovoïde, rouge, saillante surtout du côté cubital, fluctuante, douloureuse à la pression, n'empêchant pas les mouvements des doigts. Tumeurs analogues au petit doigt et à l'épicondyle. Guérison sous l'influence d'un traitement général antiscrofuleux et d'applications locales de teinture d'iode. Récidive de juin 1876 à janvier 1877.

C'est, dit M. le Dr Voguet, ce que M. Bouchut appelle engorgements digitaires, que M. Besnier classe dans les gommes scrofuleuses periostiques et que nous désignons sous le nom de dactylite superficielle. Ces lésions, ajoute l'auteur, peuvent être guéries par la médication anti-scrofuleuse et sans intervention chirurgale.

Nous nous rangeons à l'opinion de M. Voguet en ce qui concerne la possibilité de la guérison avec le seul traitement médical; mais il est à remarquer que, dans cette observation, la maladie a récidivé une fois de juin 1876 à janvier 1877.

N'y a-t-il pas eu d'autres récidives depuis, et n'est-il pas préférable d'agir comme M. Lannelongue qui a non seulement enlevé le contenu, mais encore détruit la poche avec une curette ? Depuis un an que M. Lannelongue agit ainsi, il n'y a pas eu un seul cas de récidive à l'hôpital Sainte-Eugénie.

Les observations qui précèdent ne rapportent que des faits observés chez les enfants, il ne faudrait pas croire pour cela que cette affection soit uniquement une maladie de l'enfance Il ne nous a pas été donné d'en constater chez l'adulte ; mais on peut l'y rencontrer, et si on ne la constate pas souvent c'est que ordinairement ces lésions sont considérées comme insuffisantes pour décider l'admission du malade à l'hôpital. On en voit cependant à l'hôpital Saint-Louis, comme l'indiquent les observations suivantes empruntées à l'œuvre, déjà citée, de MM. Brissaud et Josias.

Nous en avons nous-mêmes constaté un cas à l'Hôtel-Dieu dans le service de M. le professeur Richet. Le malade portait deux abcès sur le membre inférieur droit. Il était âgé de 22 ans, scrofuleux et portait sur le pied du côté malade des kéloïdes cicatricielles. Malheureusement ce malade a quitté l'hôpital sans que nous ayons pu prendre son observation complète et apprécier le contenu des tumeurs.

Nous nous bornerons à donner un résumé très succinct des observations empruntées à MM. Brissaud et Josias qui toutes, sauf la première, sont prises chez l'adulte.

Obs. XXII (empruntée à MM. Brissaud et Josias). — Provost (Hyacinthe), 6 ans, se présente le 17 février 1879 à l'hôpital des Enfants-Malades. Enfant scrofuleux, mère scrofuleuse, grand-père mort alcoolique.

Sur l'avant-bras droit, tumeur ayant les dimensions d'une petite noix, dure, mobile, paraissant adhérer aux parties profondes de la peau. Pas de fluctuation ni de ramollissement. Douleur très légère par la pression. Son origine remonte à huit jours. Tumeur analogue, mais beaucoup plus petite au coude gauche.

Obs. XXIII (MM. Brissaud et Josias). — Brutto (Joseph), 16 ans, entre à l'hôpital Saint-Louis, le 7 mai 1877. Deux mois avant son entrée le malade a observé l'apparition de petites gommes sur les membres inférieurs. Ces gommes se sont ulcérées peu après pour donner issue à un liquide séro-purulent. Un mois plus tard de nombreuses gommes semblables ont paru sur la joue, la cuisse droite, le bras, la jambe gauche et la région sacrée. Ce malade est très scrofuleux. Il est mort le 5 décembre 1877 d'une fièvre typhoïde.

Obs. XXIV (MM. Brissaud et Josias). — Chamond, 23 ans, entre à l'hôpital Saint-Louis, le 22 janvier 1877. Petite tumeur lenticulaire, très dure, indolente paru il y a 3 mois sur la crête du ttbia. Au bout d'un mois cette tumeur a commencé à devenir douloureuse, à augmenter de volume et à rougir. Elle s'ouvre quelques jours après. Actuellement elle ne suppure pas, mais laisse échapper une sérosité trouble.

Obs. XXV (MM. Brissaud et Josias). — La nommée Delaye, 39 ans, entre à l'hôpital Saint-Louis, le 3 février 1877. Pas d'antécédents syphilitiques. Cette malade présente à la jambe droite 5 gommes ulcérées, dont les bords sont taillés à pic, et certaines ont leurs bords réunies par des ponts de peau rouge violacée. A la jambe droite un peu au-dessus de l'articulation tibio-tarsienne, tumeur de la grosseur d'une mandarine surmontée d'une ulcération analogue aux précédentes, d'une consistance analogue à celle du caoutchouc. MM. Fournier et Besnier portent le diagnostic de gommes scrofuleuses.

Ces observations montrent bien la présence de cette affection chez l'adulte. Nous regrettons que les bornes que nous sommes obligé de nous imposer nous empêchent de donner ici en entier et avec tous leurs détails si intéressants les observations empruntées à MM. Brissaud et Josias.

Il nous reste, pour être complet, à citer un cas que nous avons observé à l'Hôtel-Dieu, dans le service de M. le professeur Richet. Malheureusement quand ce malade nous a été montré par notre excellent ami M. Bruneau, interne du service, la plaie était cicatrisée, ce qui nous a empêché d'analyser la poche et le contenu de l'abcès. Aussi nous bornons-nous ici à une simple hypothèse. Nous croyons cependant qu'il nous est, jusqu'à un certain point, permis de la faire, puisque nous nous trouvons en présence d'un abcès sur la nature duquel on ne peut s'expliquer, et que d'un autre côté le malade présente des signes de tuberculose pulmonaire.

Obs. XXVI (personnelle).— Bertholet (Joseph), 49 ans, journalier, entre à l'Hôtel-Dieu, le 3 avril 1880, salle Saint-Landry, n° 28.

Ce malade a eu une fièvre typhoïde il y a dix-huit ans. Depuis lors il tousse constamment et est sujet à s'enrhumer. Sa toux a augmenté, paraît-il, depuis deux ou trois jours, époque à laquelle remonte l'origine de l'accident qui l'amène à l'hôpital et qui est un abcès du creux de l'aisselle.

L'abcès a été ouvert et s'est refermé peu de jours après. Le stylet n'a révélé aucune affection des côtes; on peut cependant suivre le trajet très loin sous le grand pectoral.

Comme le malade n'avait pas subi de traumatisme et qu'il n'y avait aucune trace de blessure sur tout le trajet du membre supérieur du côté malade, comme d'un autre côté le malade n'a pas de signe de diabète et qu'il n'y a pas de sucre dans ses urines, nous avons recherché les signes de la tuberculose et, outre la toux dont nous avons déjà parlé, nous avons su que ce malade avait beaucoup maigri depuis quelque temps, qu'il avait des sueurs nocturnes. Enfin, en l'auscultant, nous remarquons que l'expiration est notablement prolongée et nous entendons distinctement des craquements humides disséminés dans le poumon droit qui est celui du côté malade.

On pourra nous objecter que cet abcès est plutôt un abcès chaud qu'un abcès froid. Nous répondrons à cela que le malade s'est aperçu de sa présence trois jours avant son entrée à l'hôpital; mais est-il sûr que l'affection n'ait pas débuté longtemps avant, étant donnée la grandeur de la poche qui va profondément sous le grand pectoral. Ce qui nous a poussé à le croire c'est que, d'après ce qui nous a été dit par le malade, c'est par de la gêne et non par de la douleur que la tumeur a révélé son existence. Du reste, comme nous l'avons dit, au début nous nous bornons à une simple hypothèse au sujet de cette observation.

Ici se termine l'empire des faits cliniques, et il nous reste à faire, d'après eux, une description qui les réunisse tous. Après avoir décrit le malade, nous allons décrire la maladie. Nous avons préféré exposer tout d'abord ces observations avec les réflexions qu'elles nous inspiraient afin de donner une idée plus nette de la question et faciliter ainsi l'intelligence de ce qui va suivre.

Tout d'abord définissons l'affection que nous voulons décrire : nous entendons par abcès froids tuberculeux du tissu cellulaire, des abcès résultant de la fonte caséeuse de produits tuberculeux et ayant leur siège dans le tissu cellulaire. Par cette définition, nous éliminons d'emblée tous les abcès froids résultant directement d'une affection osseuse, mais nous comprenons ceux qui, tout en coexistant avec une de ces lésions, ne sont pas sous sa dépendance directe. Nous n'avons donc pas la prétention de dire que tout abcès froid doit être tuberculeux. Nous décrivons simplement sous le titre d'abcès tuberculeux une affection qu'il nous a été donné d'observer fréquemment et d'analyser ; et nous croyons que l'on doit en rapprocher beaucoup de cas désignés simplement sous le nom d'abcès froids.

Les abcès froids tuberculeux sont une affection essentiellement chronique. Leur marche est très lente. Ils siègent indistinctement sur toutes les parties du corps. Les sexes ne paraissent pas y être prédisposés l'un plus que l'autre. On les rencontre presque toujours chez des sujets scrofuleux et assez fréquemment chez des sujets ayant des antécédents tuberculeux soit personnels, soit chez leurs ascendants. Cependant ils peuvent survenir chez des sujets qui n'ont jamais présenté les signes d'une de ces diathèses, en supposant qu'elles soient distinctes l'une de l'autre. Ils sont excessivement fréquents chez l'enfant, rares chez l'adulte ; leur existence chez le vieillard n'est pas démontrée. Ils coïncident fréquemment avec des lésions osseuses, et alors ils siègent à une distance plus ou moins grande de celles-ci, mais ils ne peuvent dans aucun cas leur être rapportés. Ce qui les distingue des abcès froids provenant d'une lésion osseuse, c'est qu'ils se développent sur le point même où ils sont nés et qu'ils guérissent quand ils sont vidés d'une façon suffisante, tandis que les abcès osseux sont constamment entretenus par l'organe malade que l'on peut alors comparer à bon droit à ce que serait une membrane pyogénique.

Pour bien décrire les abcès tubrculeux, il faut nécessairement les diviser en trois périodes qui offrent chacune des caractères distincts. Nous donnerons à chacune de ces périodes un nom qui indique sa nature et puisse la graver dans la mémoire. Nous appellerons la première, période de *crudité* ; la seconde, période *gomme* ; la troisième, période *abcès*.

I. *Période de crudité.* — Au début, la tumeur est tellement cachée qu'il est rare que le malade ou ses parents, si c'est un enfant, s'en aperçoive lui-même. Ordinairement c'est le médecin qui le découvre lui-même en la cherchant sur des sujets atteints de lésions plns ou moins avancées. Pour cela il faut faire coucher le malade tantôt sur le dos, tantôt sur le ventre et faire glisser lentement la main à plat sur toutes les parties du corps en appuyant. On sent alors non pas une saillie, mais la sensation d'un corps étranger, dur, qui serait situé sous la peau. Si l'on applique la pulpe de l'index sur la partie qui cause cette sensation, on sent une tumeur dure, résistante, plus ou moins régulière dont la grosseur peut être celle d'une tête d'épingle, d'une lentille, d'un noyau de cerise, d'une noisette. Cependant quand elle atteint ce dernier volume, elle peut être sensible non seulement au toucher, mais aussi à la vue. Au niveau de la tumeur, la peau n'a subi aucune modification ; sa pression ne cause pas de douleur au malade. Ce qui caractérise cette première période, c'est la mobilité de la tumeur qui glisse très facilement sous la peau et presque toujours aussi sous les organes sous-jacents. Le tubercule grossit peu à peu plus ou moins lentement, la peau se colore en rouge qui augmente d'intensité. Mais la tumeur reste toujours dure. Lorsqu'elle est devenue saillante au-dessus de la peau, que la peau est devenue rouge, l'affection est arrivée à la deuxième période de son évolution.

II. *Période gomme.* — Ici les caractères ne sont plus du tout ce qu'ils étaient au début, et si l'on n'était prévenu, on ne se douterait pas certainement de ce qu'a été la tumeur à sa première période. En effet, au lieu d'une tumeur petite, dure, sans changement de couleur à la peau, glissant sous le doigt, nous avons une tumeur beaucoup plus grosse, molle, mais non cependant encore fluctuante, la peau est rouge et plus tard amincie, et surtout la tumeur ne glisse plus sous le doigt, elle fait partie intégrante de la peau dans l'épaisseur de laquelle elle est située, et dont on ne peut la séparer. Au début de cette période la tumeur est ramollie, mais on ne peut pas y déterminer la fluctuation. Ce n'est que plus tard que le ramollissement augmentant, la tumeur devient franchement fluctuante. En même temps la peau subit des modifications. De normale, elle devient successivement rosée, rouge, lie de vin. A ce moment la pression peut causer une légère douleur.

Arrivée à ce point, la tumeur peut se développer encore et devenir abcès, ou bien s'ulcérer. C'est de ce second cas seulement que nous allons nous occuper : la peau qui était déjà amincie s'amoindrit de plus en plus et on est prévenu que l'ulcération s'est produite, non par ce qu'on la voit, mais par la présence d'une petite gouttelette d'un liquide séreux, jaunâtre, qui vient sourdre au niveau de la tumeur. Si on essuie cette gouttelette on voit un petit pertuis qui augmente rapidement et qui finit par constituer l'ulcération. Son fond est alors constitué par une matière blanche, caséeuse; ses bords sont déchiquetés, formés par de la peau violacée qui forme des petits promontoires s'avançant sur l'ulcération. Ces promontoires forment quelquefois des brides complètes, des ponts de substance cutanée, allant d'un côté à l'autre. Ce sont ces ponts qui donnent aux cicatrices scrofuleuses cet aspect gaufré qui leur est particulier. Nous avons été à même de bien suivre la formation d'une de ces cicatrices sur un ulcère de la jambe alors que nous étions externe à l'hôpital Sainte-Eugénie.

L'ulcération se fait donc de dedans en dehors. Elle peut se faire sur un seul point ou sur plusieurs points à la fois de la tumeur.

Tout autour la peau est violacée et décollée. Il s'échappe par toutes les ulcérations un liquide jaunâtre qui donne au malade un aspect repoussant quand la lésion siège à la face et occupe une certaine étendue. L'écoulement ou plutôt le suintement de ce liquide peut être plus ou moins abondant, s'arrêter même complètement pour reprendre ensnite sur les mêmes points.

III. *Période abcès.* — Si la gomme, au lieu de s'ulcérer, augmente de volume sans altérer la peau, on arrive à la période abcès. Alors la tumeur peut atteindre le volume du poing et au delà ; elle est molle, fluctuante, indolore. La peau qui la recouvre s'exfolie, s'amincit et finit par se laisser perforer pour donner issue à un pus analogue à celui dont nous avons parlé dans l'article précédent, mais plus concret. Le trajet peut rester fistuleux ou donner lieu aux mêmes phénomènes que la gomme ulcérée. A cette période les abcès froids peuvent régresser et même disparaître sans laisser aucune trace.

Il est rare qu'il y ait à aucune de ces trois périodes des phénomènes généraux fébriles ; on peut en dire autant des phénomènes locaux inflammatoires. Ce qui est malheureusement plus fréquent, c'est de voir les malades succomber à des complications de nature tuberculeuse du côté d'autres organes, telles que méningite, comme l'a constaté M. Lannelongue. Ces faits et les autres qui ont permis de faire des autopsies dénote bien la nature tuberculeuse de l'affection, qui ressort du reste encore plus de l'examen anatomique et histologique.

Ce que nous venons de décrire est l'abcès que l'on rencontre dans le tissu cellulaire sous-cutané où il est le plus facile à constater, mais il est une autre grande classe de ces abcès qui siègent plus profondément et qui ne passent pas par la période gomme.

Ce sont ceux que l'on peut réellement appeler abcès froids. Ce sont ceux-là qui offrent le plus de difficulté au diagnostic parce qu'il est bien difficile de reconnaître s'il n'y a pas de lésion osseuse.

Ces abcès se rencontrent à la fesse, à la cuisse et dans toutes les parties du corps. Lorsqu'ils arrivent sous la peau ils forment une grosse tumeur molle, fluctuante, indolore, dont on peut suivre les mouvements sous les muscles pendant leur contraction. Tout ce que nous avons dit des abcès précédents peut se dire de ceux-ci, avec cette différence, qu'étant situés loin de la peau, ils ne passent pas par la période gomme. C'est le point saillant de leur histoire. Nous verrons en effet, plus tard, qu'au point de vue anatomique ils sont formés par un contenu et une poche semblables à ceux des précédents.

III

Anatomie pathologique.

Il y a deux faits intéressants dans l'histoire des abcès tuberculeux : d'abord ils ont pour siège le tissu cellulaire, en second lieu ils sont de nature tuberculeuse. Ces deux faits importants méritent d'être signalés au début. Ils ressortent de l'examen macroscopique soit par des nécropsies, soit par l'ablation de la tumeur après application préalable de la bande d'Esmarch, et surtout de l'examen microscopique qui dévoile la présence de la granulation tuberculeuse. Les observations microscopiques dont nous donnons ici le résultat ont été fournies par la plupart des malades de l'hôpital Sainte-Eugénie dont nous avons donné plus haut les observations cliniques. Les pièces ont été examinées au Collège de France ; l'examen histologique a été fait par MM. Vignal et Malassez et soumis au contrôle de M. le professeur Ranvier.

C'est dans la communication faite à la Société de chirurgie par M. Lannelongue que se trouvent les résultats de ces observations. Nous devons ajouter, afin de laisser à chacun ce qui lui appartient, que les conclusions de MM. Brissaud et Josias sont absolument identique. Ces derniers auteurs citent les noms de Hanschiari, de Bizzorero et de Pautlen, qui avaient touché de près à la question, mais sans l'éclaircir beaucoup. Ce qui le prouve du reste, c'est le doute prudent dont s'entourent à ce sujet la plupart des auteurs classiques actuels.

Dans cette étude, comme dans celle des symptômes, nous suivrons l'affection dans trois périodes.

Dans la première période on trouve le noyau tuberculeux primitif dont la grosseur varie, mais on peut comparer ses dimensions moyennes à celles d'un grain d'orge. Sa forme est plus ou moins régulièrement ovalaire. Mais à peine est-il né que sa présence provoque autour de lui un travail dont l'évolution est importante à connaître, car elle explique la formation de l'abcès.

Le noyau tuberculeux primitif, qu'il soit sous forme de granulations ou sous forme de produit canséeux provoque autour de lui le développement d'un tissu exclusivement composé d'éléments embryonnaires qui l'entourent et l'isolent. Des vaisseaux capillaires se montrent dans cette couche, et, à ce moment, on peut déjà dire que le noyau primitif est comme englobé daus une couche bourgeonnante. On peut comparer ce fait à celui qui se passe dans la mortification du tissu osseux. Autour du tissu se forment des bourgeons qui quelquefois l'entourent complètement au point que le séquestre est dit invaginé. Ces bourgeons, étalés d'abord en membrane, vont bientôt faire de l'os et entourer le séquestre dans un kyste osseux. De même dans le cas présent, ces éléments de nouvelles formation vont former une membrane qui va donner du pus et à laquelle ont peut à bon droit donner le nom de *membrane piogénique*. Nous avons donc à examiner séparément la nature du noyau ou contenu, et celle de la membrane limitante, ou contenant.

Si l'on pratique une coupe sur le noyau, on voit à l'œil nu que son centre est formé d'une matière jaune, cohérente, ou moins plastique, environnée d'une zone rouge, plus ou moins épaisse et irrégulière, parfois comme fongueuse. La limite de cette nouvelle couche est parfois déchiquetée. Il est donc à observer que déjà à cette période existe autour du dépôt tuberculeux une couche en voie d'organisation. Ces bourgeons fongueux tendent constamment à augmenter de volume.

La membrane limitante, ou contenant, peut, suivant l'âge de l'abcès, présenter différentes particularités dans sa couleur, son aspect, sa constitution. En certains points elle est épaisse et peut être isolée facilement des parties voisines, dans d'autres points, au contraire, elle est tellement amincie qu'on a beaucoup de peine à l'enlever, ce que l'on ne peut faire qu'en grattant la poche avec une spatule. Sa surface externe est irrégulière : en certains points elle est lisse, dans d'autres elles est ridée, dans d'autres enfin elle présente de petites saillies formées par des bourgeons dont le volume est celui d'une petite tête d'épingle, d'une lentille, d'un pois. Les diverses gran deurs des bourgeons se rencontrent sur la même membrane. Sa surface externe ne peut pas être décrite d'une manière aussi générale car elle ne présente pas toujours le même aspect; tantôt en effet elle se confond et se perd insensiblement au milieu de la graisse sous-cutanée ou du tissu conjonctif; tantôt, lorsqu'elle est au contact des membranes fibreuses, on la voit envoyer des prolongement bourgeonnants dans les dépressions, dans les orifices des aponévroses, le long des vaisseaux qui traversent ces organes. Aussi cette surface externe est-elle très irrégulière et l'on est souvent étonné de la longueur des prolongements qu'elle envoie dans les interstices. Il est bon de noter ce fait qui va pouvoir nous expliquer le mode de développement des abcès.

En effet, si l'on fait une coupe qui montre l'épaisseur de la paroi, on voit que par la face qui regarde la cavité la membrane n'existe pas à proprement parler à l'état de membrane organisée ; elle est constituée, de même que les bourgeons qui font saillie à sa surface, par la juxtaposition d'un grand nombre d'éléments embryonnaires, de leucocytes réunis seulement entre eux par leur adhérence réciproque. Or il est facile de prévoir ce qui va se passer : ces éléments n'étant pas retenus entre eux par du tissu conjectif, vont tendre à se dissocier et à tomber dans la cavité où ils viendront former du pus, et seront remplacés sur la paroi par des éléments qui viendront à leur tour tomber dans la cavité. Aussi constatons-nous une fois de plus que la membrane mérite bien le nom de membrane pyogénique. Mais ce n'est pas seulement par sa face interne que la membrane prolifère. Nous avons dit qu'elle envoyait par sa surface externe des prolongements dans les interstices des organes voisins de ces prolongements. Or ces prolongements s'accroissent et quand ils ont acquis un certain volume, les éléments embryonnaires s'organisent et donnent naissance à des corps que M. Lannelongue compare à des bourgeons charnus. Ainsi donc tandis que par sa face interne la poche donne naissance à une substance amorphe qui va contribuer à former la matière caséeuse qui sera éliminée, par sa face externe elle prolifère des éléments qui tendent à s'organiser.

Or, comme nous l'avons déjà dit plusieurs fois, M. Ranvier a reconnu dans ces éléments de formation nouvelle la présence de follicules tuberculeux. Dans les tumeurs constituées par une masse caséeuse centrale, on trouve, dans leur couche périphérique et dans les prolongements qui en partent, des masses musculaires au milieu desquelles les vaisseaux sont oblitérés, et de nombreuses cellules géantes sont dispersées dans ce groupement de cellules. La disposition de ces éléments ne laisse aucun doute sur leur nature tuberculeuse, et il est à remarquer que cette formation tuberculeuse se retrouve aussi bien dans les parois des cavités anciennes en voie de développement qu'au pourtour des noyaux caséeux primitifs.

Ce que nous venons de dire peut se résumer en trois périodes : apparition du noyau tuberculeux, formation d'une poche, formation de nouveaux éléments par les paroi de cette poche.

Telle est la marche ordinaire de ces abcès, mais il peut arriver que dès le début la membrane s'organise et forme un kyste autour du noyau. On rencontre quelquefois des poches ainsi enkystées, renfermant uniquement une matière jaune exclusivement caséeuse.

Au-dessus de la membrane se trouve la peau. Nous n'insistons pas sur ces caractères qui ont été exposés avec les avec les symptômes. Nous nous bornons à rappeler que, d'abord normale, elle devient successivement rose, rouge, lie de vin. Les ulcérations dont elle est le siège sont déchiquetées sur leurs bords. De plus la peau est décollée autour des ulcérations et l'on peut introduire en divers points un stylet audessous d'elle assez profondément.

Mais ce n'est pas toujours la peau qui est au-dessous de la membrane et, comme nous l'avons dit au chapitre des formes cliniques, une classe de ces abcès siège profondément dans le tissu cellulaire intermusculaire. Ce sont alors les abcès froids, profonds, proprement dits, auxquels on a affaire. Il n'y a lieu alors de leur considérer qu'un contenant semblable à celui des abcès sous-cutanés et un contenu formé par la membrane pyogénique comme elle a été décrite avec les prolongements qu'elle envoie entre les organes voisins par sa face externe. La membrane n'est pas alors recouverte par la peau, mais bien par les muscles ou autres organes voisins qui ne présentent pas d'altérations. Les parties constituantes de ces abcès sont soumises au même examen que les autres et leur nature tuberculeuse a été facilement reconnue par l'investigation microscopique. Si donc ils paraissent différer des abcès sous-cutanés au point de vue clinique, ils leur sont absolument semblables au point de vue pathogénique; ce n'est qu'une différence dans l'évolution tenant au milieu dans lequel ils se développent.

Nous croyons avoir démontré suffisamment la nature tuberculeuse de ces lésions. Du reste n'aurait-on pas le microscope que l'on trouverait des raisons de chercher de ce côté soit dans les antécédents tuberculeux de certains malades, soit dans leur genre de mort. En effet, dans un cas le malade a succombé à une méningite tuberculeuse, dans un autre le malade meurt de variole et on trouve un noyau tuberculeux dans le poumon. On en avait du reste trouvé un semblable dans le cas précédent; mais en citant ces deux cas nous avons appelé l'attention sur le fait de la petite quantité de tubercules trouvés dans le poumon. En effet, il a fallu des coupes nombreuses et un soin méticuleux pour arriver à trouver *un seul* noyau tuberculeux. Ces faits semblent porter atteinte à la loi de Louis qui dit que si le tubercule existe quelque part, on doit en trouver fatalement dans le poumon. Cruveilhier était loin d'admettre cette loi, car il a trouvé des tubercules dans d'autres organes sans en trouver dans le poumon. Voici ce qu'il dit à ce sujet (1) : « La tuberculisation des lymphatiques fait souvent exception à la loi de Louis qui pourrait leur être appliquée avec au moins autant de raison qu'aux pou-

(1) Cruveilhier. Anatomie pathologique générale, t. IV. p. 538, 1862.

mons. Combien de fois n'a-t-on pas vu des ganglions tuberculeux chez des sujets à poumons sains. »

Ce fait a une grande importance car il nous autorise à admettre que les abcès peuvent être la première manifestation de la tuberculose. Cela resserre les liens déjà si étroits et si nombreux qui unissent la scrofule et la tuberculose, et de même que Cruveilhier (1) définissait la tuberculose : « la scrofule du poumon, » nous pouvons définir les abcès que nous décrivons : la tuberculose de la peau. De là cette indication importante pour le médecin de s'opposer à l'apparition de nouvelles manifestations tuberculeuses chez le malade devenant adulte, c'est-à-dire arrivé à l'âge où la tuberculose exerce son influence redoutable sur le poumon. Nous reviendrons sur ce sujet au chapitre traitement, mais nous croyons bon d'insister sur le rapport de la scrofule et de la tuberculose qui a une importance capitale au point de vue qui nous occupe.

D'abord faut-il admettre que tout individu actuellement scrofuleux sera plus tard tuberculeux, ou que tout individu actuellement tuberculeux a été scrofuleux dans son enfance? Nous ne le croyons pas. Du reste les rapport de la scrofule et de la tuberculose ont été bien limités par M. le Dr Ferrand (2) dans des leçons cliniques faites à l'hôpital Laënnec et publiées depuis. L'auteur de ces leçons décrit une *phthisie scrofuleuse* dont il cite plusieurs observations. D'après lui, c'est Morton qui le premier ait assez nettement signalé le lien qui réunit l'une à l'autre la scrofule ou la tuberculose, qui ait décrit à part la forme scrofuleuse de la phthisie pulmonaire et ait reconnu quelques-uns des caractères qui lui appartiennent. Portal, Baumès, distinguent aussi une forme scrofuleuse. Frank insiste plus que les autres sur la marche essen-

(1) Id., loc., cit. p. 534.

(2) Ferrand. Lecons cliniques sur la forme et le traitement de la phthisie pulmonaire, 1880.

tiellement chronique de cette forme de la maladie. Lugol, Laënnec, Bayle, Rilliet et Barthez insistent sur les points de contact de ces deux affections. M. Ferrand lui-même, sans admettre l'identité absolue de la tuberculose et de la scrofule, dit que les sujets scrofuleux dans leur enfance sont sujets plus tard à la phthisie scrofuleuse. Cette affection est caractérisée au point de vue clinique par sa forme torpide et par la lenteur de sa marche; au point de vue anatomique, par l'étendue des lésions. Elle survient chez des sujets ayant été scrofuleux dans leur enfance, et portant encore pour la plupart les attributs de la scrofule. Parmi les accidents, M. Ferrand fait ressortir chez ses malades, les lésions osseuses et les affections cutanées. Ne sont-ce pas là bien les types des malades que nous avons décrits, et nous croyons pouvoir affirmer que si M. Ferrand avait connu à cette époque les travaux de M. Lannelongue, de MM. Brissaud et Josias, il se serait prononcé d'une façon encore plus catégorique.

M. le Dr Humbert, professeur agrégé à la Faculté de médecine, qui a étudié la question au point de vue anatomique (1), tire les conclusion suivantes : « Les différences qui divisent les histologistes s'appuient sur des détails d'observation autrement délicats, d'autant plus que ces lésions demandent à être étudiées de bonne heure, avant que la transformation caséeuse n'ait rendu entre les divers ganglions toute distinction impossible. Aussi, sans discuter l'autorité de Cornil, et tout en étant persuadé de la réalité des dispositions qu'il signale, si nettes d'ailleurs, que j'ai pu moi-même m'en rendre compte sur ses préparations, je me demande si ces détails de structure et surtout d'évolution des îlots strumeux et tuberculeux sont assez importants pour qu'on élève entre eux une bar-

(1) Humbert. Thèse d'agrégation, Des néoplasmes des ganglions lymphatiques, 1878.

rière infranchissable; et je serai d'autant plus tenté d'opérer un rapprochement entre ces diverses lésions que si l'histologie semble au premier abord l'interdire, l'étiologie et la clinique le justifient pleinement. Il est très vraisemblable en effet que la scrofule et la tuberculose ne constituent qu'une seule et même maladie ; il est très rationnel de considérer un phthisique comme un scrofuleux avec localisation pulmonaire, de même qu'un sujet qui présente des écrouelles cervicales peut être regardé comme atteint de phthisie ganglionnaire et déjà marqué par la tuberculose. Ces deux diathèses sont trop intimement liées l'une à l'autre, il existe entre elles une filiation trop évidente, pour qu'on se refuse à reconnaître leur consanguinité. »

Nous n'insisterons pas plus longtemps sur ce fait, mais si d'un côté on a toujours rattaché les abcès froids à la scrofule, si d'un autre côté nous démontrons que les abcès froids sont de nature tuberculeuse, il est d'une vérité mathématique qu'il y a une union intime entre la scrofule et la tuberculose.

Il nous reste un dernier mot à dire au sujet de l'anatomie pathologique. L'abcès tuberculeux est-il une affection locale ou doit-on le considérer comme un foyer d'infection ? Ici nous n'avons rien de certain et nous ne pouvons répondre que par des hypothèses, aussi ne serons-nous pas long.

Et d'abord d'où vient le tubercule ? Sans vouloir aller rechercher la tuberculose, nous observerons que lorsqu'il y a une lésion osseuse, surtout si cette lésion est de nature tuberculeuse, le tubercule pourrait arriver par le système lymphatique jusqu'au lieu où il va former l'abcès. Si ce premier fait était démontré, il serait naturel d'admettre que le tubercule, par cette même voie, va de ce foyer à un autre, et ainsi de suite jusqu'à ce qu'il ait infecté l'organisme ou atteint le poumon, organe essentiellement vivant et vasculaire, dans lequel il pourra se développer. Mais s'il n'y a pas d'affection préalable du système osseux qu'elle est l'origine de l'abcès tuberculeux? Nous l'ignorons. Mais faut-il admettre qu'une fois l'abcès formé par un mécanisme qui nous échappe, le produit tuberculeux va rester confiné dans cette poche ou bien qu'il va se répandre dans l'organisme? Encore une fois, on ne peut rien dire de certain à ce sujet. Nous avouons cependant que, pour notre part, le transport par le système lymphatique ne nous paraît pas devoir être absolument rejeté. En effet, ne voyons nous pas les lymphatiques servir à transporter dans l'organisme des produits malades ou infectieux; ne voyons-nous pas une simple piqûre du doigt produire un engorgement considérable des ganglions de l'aisselle, de même qu'une écorchure du pied amène un engorgement ganglionnaire dans le triangle de Scarpa? Ne voyons-nous pas un fait plus frappant encore, je veux parler du cancer formant un foyer cancéreux sur une partie quelconque du corps; le premier soin du chirurgien n'est-il pas de s'assurer que les ganglions voisins ne sont pas pris et de reculer devant une opération si le poison cancéreux est déjà sur le trajet des lymphatiques? Malgré ces précautions ne voit-on pas constamment les cancers opérés venir récidiver un peu plus loin? Ne serait-il pas permis d'assimiler à ce point de vue le tubercule au cancer? Quand ces malades deviendront plus tard tuberculeux, car ils sont menacés de le devenir, comme le montrent les observations rapportées par M. Ferrand dans son chapitre de la phthisie scrofuleuse dont nous avons déjà parlé, quand ces malades, dis-je, auront du tubercule dans le poumon, comment y sera-t-il arrivé? Sera-ce par une influence que nous ignorons, analogue à celle qui a produit quelques années avant l'abcès tuberculeux, ou bien viendra-t-il de cet abcès lui-même; et si c'est de ce foyer primitif qu'il vient faut-il admettre que c'est par métastase ou bien que le produit a été transporté par le système circulatoire et spécialement le système lymphatique ? Mais la métastase est une théorie qui satisfait peu de nos jours ; déjà Cruveilhier la combattait à propos de l'infection purulente, et il est loin de rejeter le passage du pus pour les lymphatiques comme cause de ces abcès, passage dont il a du reste donné des exemples. Voici du reste comment il s'exprime (1) : « La cause de ces abcès est la présence du pus dans les veines, présence qui a été constatée par l'anatomie pathologique un très grand nombre de fois. Ce pourrait aussi être la présence du pus dans les vaisseaux lymphatiques. Mais le fait de la présence du pus dans les vaisseaux lymphatiques dont j'ai rapporté plus haut de nombreux exemples (surtout dans les vaisseaux lymphatiques utérins et pelviens des femmes mortes de la fièvre puerpérale), ce fait, dis-je, n'a pas encore été assez bien étudié dans ses rapports avec l'infection purulente ; mais il n'est pas douteux que l'infection purulente générale ne puisse avoir lieu par les vaisseaux lymphatiques, toutes les fois que le pus lymphatique pourra franchir la barrière formée par les ganglions lymphatiques et se mêler au sang veineux. »

On le voit, Cruveilhier, sans l'admettre complètement, considère comme possible la propagation de l'infection purulente par les lymphatiques. Or il nous paraît intéressant de rappeler dans quelle circonstance Cruveilhier s'exprime comme on vient de le voir ; c'est au sujet d'un homme à qui Delpech avait enlevé un séquestre du tibia et qui eut, à la suite de cette opération, des abcès métastatiques du poumon. Donc Cuveilhier admettait jusqu'à un certain point que l'infection avait dû être transportée depuis le tibia jusqu'au poumon par les lymphatiques. Supposons donc qu'au lieu d'un foyer infectieux de la nature de celui qui produit l'infection purulente,

(1) Cruveilhier. Anat. pathol., t. IV, p. 522.

ce malade ait été porteur sur son tibia d'un foyer tuberculeux ; pouquoi ne pas admettre que le tubercule aurait pu lui aussi se transmettre par les lymphatiques jusqu'au poumon ? On nous objectera peut-être que dans le cas cité par Cruveilhier la propagation du foyer infectieux jusqu'au poumon s'est faite rapidement, tandis que dans les cas que nous supposons elle se ferait bien lentement et mettrait plusieurs années. A cela nous répondons qu'il n'est pas prouvé qne l'infection tuberculeuse ne se propage pas rapidement du foyer dans le poumon; en effet il faut se souvenir que la phthisie scrofuleuse suit, d'après M. Ferrand que nous avons déjà cité, une marche torpide. Les débuts de la maladie sont insidieux, et l'on est souvent étonné de voir que quand les premiers symptômes apparaissent, les lésions sont déjà très avancées. Une fois la maladie confirmée, elle continue à marcher lentement et il est rare que des phénomènes aigus emportent le malade. La nature de cette affection est d'une lenteur excessive. De plus, comme le dit M. Ferrand, la lésion est souvent étendue déjà quand les premiers symptômes apparaissent, il est donc possible que le tubercule soit déjà arrivé dans le poumon longtemps avant de donner des signes, et ce n'est que lorsqu'il existe en grande quantité que les premiers signes apparaîtront. A ce moment la marche lente que la maladie suivra ultérieurement nous fera comprendre la lenteur de la marche qu'elle doit avoir suivie au début.

Enfin la possibilité du passage de l'infection tuberculeuse pour les lymphatiques est clairement démontrée aujourd'hui par les lésions ganglionnaires qui accompagnent la tuberculose des organes. Ces faits ont été mis en lumière par MM. Lépine, Troisier, Hervouet, Humbert, qui les démontrent non seulement par la clinique, mais encore par des expériences.

Nous n'irons pas plus loin dans la discussion de ces faits

puisque nous ne pouvons en tirer une conclusion certaine; mais nous concluons cependant que si la propagation de l'infection tuberculeuse pour les lymphatiques n'est par expérimentalement démontrée, elle est au moins possible.

Pour résumer en quelques mots ce chapitre nous dirons que les abcès que nous décrivons siègent dans le tissu cellulaire, que le microscope révèle leur nature tuberculeuse, et qu'il n'est pas impossible qu'ils soient de petits foyers d'infection se propageant plus tard par les lymphatiques jusqu'au poumon.

Il y aurait eu quelques mots de plus à dire au sujet de l'anatomie pathologique locale, mais M. Lannelongue qui a bien voulu nous mettre au courant des premiers faits qu'ils a constatés est en ce moment-ci en train d'en rassembler de nouveaux qu'il va publier prochainement et que tout le monde gagnera à voir exposés par lui-même, avec l'esprit subtil et le talent consciencieux que ses élèves et ses lecteurs ont été souvent à même d'apprécier. Nous ne croyons donc pas pouvoir mieux terminer ce chapitre qu'en annonçant cette bonne nouvelle à ceux qui s'intéressent à la question.

IV

Diagnostic.

Si l'on avait soin d'extraire le contenu des tumeurs et de les examiner au microscope, leur nature tuberculeuse franchement caractérisés lèverait tous les doutes à cet égard ; mais il est cependant utile de pouvoir établir un diagnostic à l'examen extérieur de la tumeur, aussi sans vouloir faire le diagnostic avec toutes les tumeurs qui siègent sur toutes les parties du corps, nous examinerons rapidement celles qui peuvent surtout être confondues avec la maladie qui nous occupe.

Nous éliminerons tout d'abord la *gomme syphilitique*, car l'enfance ne présente pas d'accidents syphilitiques à cette période. Chez l'adulte, le diagnostic peut être plus difficile. Cependant les antécédents scrofuleux ou syphilitiques du malade mettront rapidement sur la voie. S'il est facile à un malade de mauvaise foi de cacher des antécédents syphilitiques, il ne lui est pas toujours permis de dissimuler des antécédents scrofuleux qui laissent souvent sur la face ou sur toute autre partie du corps des cicatrices sur la nature desquelles il est difficile de se tromper. Enfin dans le cas où une raison quelconque rendrait douteuse la nature de la maladie, MM. Brissaud et Josias recommandent d'user de la méthode thérapeutique. Ils conseillent l'essai de l'iodure de potassium à dose successivement croissante de 1 à 5 grammes par jour. Cette substance, disent-ils, permettra d'obtenir une résorption complète plus ou moins rapide des gommes syphilitiques. Ce même médicament, prescrit dans des conditions semblables, ne paraît pas entraver d'une manière manifeste le développement des autres tumeurs sous-cutanées.

Nous empruntons aussi à MM. Brissaud et Josias les signes diagnostiques au moyen desquels on peut reconnaître les tumeurs ayant le même siège que celle que nous décrivons (1) : Les kystes séreux, glandulaires, dermoïdes et à entozoaires, se différencient des gommes en ce que leur développement s'accompagne d'une fluctation franche et se produit sans aucun retentissement sur les ganglions voisins, ni sur l'état général ; nous ne discuterons pas les données précieuses qui résultent naturellement de la ponction, de l'incision des poches kystiques, non plus que de l'examen de leur contenu. — Les fibromes qui se développent dans le tissu cellulaire sous-cutané ne sont pas toujours faciles à différencier des gommes scrofuleuses, lorsqu'ils sont constitués par des tumeurs petites, arrondies, mollasses, pédiculées, se développant lentement ; mais que ces tumeurs prennent un développement considérable et leur constatation sera évidente. Néanmoins l'erreur pourra être évitée si on se rappelle que les fibromes n'ont aucun retentissement sur les ganglions lymphatiques ni sur l'état général. Il en est de même des lipomes, des tumeurs érectiles sous-cutanées, sans nœvus cutaneus des mélanomes chez lesquels la ponction, les modifications apportées au cours du sang et l'âge avancé auquel ils correspondent sont autant d'éléments qui permettent d'éviter la confusion. — Dans l'épitheliome glandulaire, la lésion initiale réside dans les glandes de la peau ; celles-ci se trouvent distendues et hypertrophiées par le fait d'une accumulation d'éléments anatomiques du pseudoplasme, ainsi que cela s'observe dans les glandes sudoripares, sébacées et les follicules pileux. Tant que la maladie reste locale, les signes objectifs sont ceux

(1) Brissaud et Josias, loc. cit.

des gommes scrofuleuses, mais plus tard la scène change d'aspect, le reste de l'économie se trouve envahi, et les ganglions lymphatiques, atteints les premiers par l'infection, préludent à la cachexie et à la généralisation viscérale. — Les tumeurs fibro-plastiques (plasmomes) ressemblent aussi par leurs symptômes et signes locaux aux gommes scrofuleuses, avec lesquelles on pourrait être tenté de les confondre, si l'on négligeait de relater la lenteur de l'infection ganglionnaire, l'intégrité de la constitution, la facilité qu'elles ont de s'enflammer sous l'influence d'une excitation quelconque. — Le cancer primitif externe (carcinome) peut se présenter sous la forme d'une petite tumeur dure, arrondie, circonscrite, mobile, indolente et sans retentissement sur la santé générale. Dans ce cas là le diagnostic différentiel s'établira par le fait des gommes scrofuleuses offrant, il est vrai, les mêmes caractères, mais coïncidant toujours avec une induration des ganglions lymphatiques et un tempérament débilité ; plus tard le carcinome, ayant une marche progressive et envahissante, s'accompagne de phénomènes caractéristiques sur lesquels nous n'avons pas à insister. ».

En résumé, à défaut de l'examen microscopique du contenu de la tumeur, le diagnostic s'établira d'après l'état du système lymphatique et d'après l'état général du sujet. Il est une autre affection négligée par les auteurs précités, affection très fréquente chez les enfants et qui offre de très nombreux traits de ressemblance avec les gommes scrofuleuses. Nous voulons parler de ces abcès si fréquents et si nombreux qui apparaissent souvent à la suite des fièvres éruptives. Ces abcès ont été décrits par Trousseau (1) comme complication de la variole ; mais on les rencontre chez des enfants après

(1) Trousseau. Clinique médicale de l'Hôtel-Dieu de Paris, 4e éd., t. I, p. 66.

toutes les fièvres éruptives. Ces abcès ont la grosseur d'une noix, ils existent en très grand nombre sur toutes les parties du corps ; on en rencontre quelquefois jusqu'à 50 on 60 sur le même malade, et quand ils siègent sur une peau qui porte encore les traces récentes de l'éruption variolique, ils donnent à cette peau un aspect bizarre que l'on n'oublie pas quand on l'a vu une fois.

Or nous avons vu que les abcès tuberculeux peuvent aussi survenir peu de temps après une fièvre éruptive. Mais les abcès non tuberculeux ne passent pas par la période que nous avons appelée période de crudité et arrivent rapidement à la fluctuation. Ils acquièrent rapidement le volume d'une grosse noix, mais il est rare qu'ils le dépassent. La rapidité de la marche absolument contraire à l'évolution lente des abcès tuberculeux fera que les commémoratifs rendront le diagnostic facile. Du reste comme il faut dans tous les cas ouvrir les abcès, on verra, même sans le secours du microscope, que le pus des abcès non tuberculeux ressemble beaucoup plus au pus des abcès chauds qu'à la substance caséeuse contenue dans les gommes scrofuleuses. Or c'est surtout aux gommes que ressemblent ces abcès.

Du reste disons encore une fois en terminant que, dans les cas douteux, le microscope rendra le diagnostic certain.

V. Traitement

Nous n'insisterons pas sur ce chapitre qui découle naturellement des précédents. Si en effet on se trouve en présence d'un foyer tuberculeux, foyer qui peut devenir plus tard le point de départ d'une affection générale, le mieux est de supprimer ce foyer. Cette opération ne présente aucun danger, comme le démontrent les nombreux cas de guérison obtenus par M. Lannelongue dans son service à l'hôpital Sainte-Eugénie. Le meilleur procédé consiste à appliquer la bande d'Esmarch quand les tumeurs siègent sur un membre, puis à enlever le contenu de la tumeur et à racler ensuite la poche avec une curette. On comprend aisément l'utilité du dernier temps de l'opération en se souvenant du rôle pyogénique que nous avons reconnu à la membrane. Si donc on en laisse la moindre parcelle, elle peut suffire à elle seule pour remplir de nouveau la poche et former un nouvel abcès. Il ne faut pas négliger non plus, pour la même raison, d'enlever les prolongements dont nous avons déjà parlé que la membrane envoie autour d'elle par sa surface extérieure.

Un procédé plus simple, qui est celui employé par M. Lannelongue, consiste à pratiquer une large incision sur la tumeur, incision qui comprend la peau et la poche, puis à introduire par cette incision un fort tube à drainage par lequel on pousse une injection d'eau phéniquée au cinquième en la prolongeant suffisamment pour que le contact ait lieu avec tous les points de la poche. Il est bien entendu que dans tous ces cas la méthode et le pansement de Lister doivent être employés.

M. le professeur Verneuil dit que le traitement des abcès froids est toujours sans résultat chez l'adulte. Nous n'avons certainement pas le désir ni le droit d'apprécier les idées de notre savant maître, mais qu'il nous soit permis cependant de conclure des excellents résultats obtenus chez l'enfant que la thérapeutique ne serait pas tout à fait impuissante chez l'adulte. Du reste, du moment que l'innocuité, sinon l'utilité de l'opération est démontrée, pourquoi ne pas y recourir.

Le traitement local se résume donc dans l'ablation de la tumeur et la destruction de la poche. Quant au traitement général il sera celui de la scrofule sur lequel nous n'avons pas à insister. Les préparations d'iode, de quinquina, de fer rendraient de véritables services surtout combinés à une hygiène qui consistera en alimentation tonique, bonne aération, exercices corporels. Enfin le médecin devra surtout s'appliquer à combattre la marche de la maladie vers le poumon et pour cela il faudra d'abord donner aux fonctions respiratoires toute l'activité dont elles sont susceptibles sans que cependant cette activité puisse arriver à produire l'irritation des organes. Il faudra pour cela conseiller la gymnastique, l'escrime, l'équitation, la vie en plein air et surtout l'air de la mer. Le malade devra éviter les poussières et autres causes capables d'irriter avec trop de violence les poumons. L'alimentation sera tonique et variée au besoin pour éviter la dyspepsie.

Malheureusement cette affection survient surtout dans la classe pauvre qui ne peut se soumettre à une semblable hygiène. Est-il défendu d'espérer que pour compenser cet inconvénient, la chirurgie dont le domaine s'agrandit tous les jours étendra ses bienfaits jusqu'au poumon pour aller attaquer directement le mal. Cet espoir peut paraître au premier abord paradoxal, mais il l'est moins quand on considère que la chirurgie a peu à peu pénétré dans toutes les cavités du corps. En effet, Dupuytren n'a-t-il pas porté le bistouri dans la cavité crânienne et jusque dans l'encéphale ? A l'opération césarienne, qui se contentait d'ouvrir la cavité abdominale pour enlever le produit de la conception, a succédé l'opération de Porro qui enlève en même temps tous les organes génitaux internes de la femme. Cette opération a été pratiquée avec succès à Paris par M. le Dr Tarnier, chirurgien de la Maternité. Dans cette même cavité abdominale, n'avons-nous pas vu, il y a peu de temps, M. le Dr Labbé ouvrir l'estomac pour pratiquer sa fameuse opération de l'homme à la fourchette. La chirurgie a étendu son domaine jusque dans la cavité thoracique elle-même qui contient des organes si importants. On ne se contente plus d'introduire timidement un trocart capillaire pour vider cette cavité, mais on n'hésite plus à pousser des injections détersives à travers une large ouverture pratiquée entre le poumon et le cœur. Nous ne pensons pas que l'on puisse espérer de porter le bistouri sur un organe aussi mobile et aussi vasculaire que le poumon, mais par cette même ouverture qui sert à faire le lavage de la plèvre ne pourra-t-on pas diriger une injection sur le poumon lui-même, et obtenir les mêmes résultats sur les tubercules du poumon que sur les tubercules du tissu cellulaire?

CONCLUSIONS

I. Le tissu cellulaire est le siège d'abcès qui se présentent d'abord sous forme d'un simple noyau pour devenir ensuite ce que l'on nomme abcès froids. Quand ils siègent dans le tissu cellulaire sous-cutané, ils passent par une période intermédiaire appelé généralement gomme scrofuleuse.

II. Ces abcès peuvent coïncider avec une lésion osseuse ou constituer une maladie primitive.

III. L'histologie révèle leur nature tuberculeuse. Ils doivent donc être rattachés à la diathèse tuberculeuse dont ils peuvent être la première manifestation.

IV. Le meilleur traitement cousiste à enlever le contenu des abcès et à en détruire la poche qui, sans cela, donne incessamment naissance à de nouveaux produits à éliminer.

Paris. — A. PARENT, imp. de la Faculté de Médecine, r. M.-le-Prince, 29-31.

www.ingramcontent.com/pod-product-compliance
Ingram Content Group UK Ltd.
Pitfield, Milton Keynes, MK11 3LW, UK
UKHW020434180726
13839UKWH00003B/1488

9 782329 110233